AF398929

COP - Extrato de Semente de Uva: Viva Mais e Mais Saudável

Anti-idade para Todos

Dieter Mann

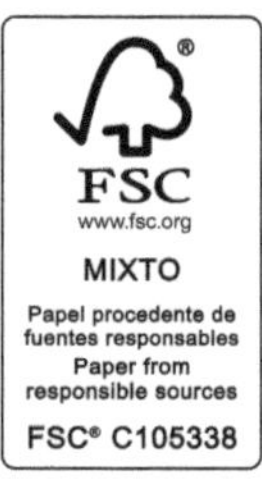

© Dieter Mann, 2021– 2nd Edition

Impresión y editorial: BoD – Books on Demand
info@bod.com.es - www.bod.com.es
Impreso en Alemania – Printed in Germany

ISBN: 978-8-4137-3007-3

Introdução

Ao utilizar este livro, você aceita este aviso legal na íntegra.

Nenhum conselho

O livro contém informações. As informações não são conselhos e não devem ser tratadas como tal.

Se julga estar a sofrer de alguma condição médica, você deve procurar assistência médica imediata. Você nunca deve adiar a procura de aconselhamento médico, desconsiderar o aconselhamento médico ou descontinuar tratamentos médicos baseado na informação do livro.

Sem representações ou garantias

Na extensão máxima permitida pela lei aplicável e sujeita à secção abaixo, nós excluímos todas as representações, garantias e compromissos relacionados com o livro.

Sem prejuízo da generalidade do parágrafo anterior, nós não representamos, realizamos ou garantimos:

- que a informação no livro é correta, precisa, completa e não enganosa;

- que o uso da orientação no livro irá levar a qualquer determinado desfecho ou resultado.

Limitações e exclusões de responsabilidade

As limitações e exclusões de responsabilidade estabelecidas nessa secção e noutras partes deste aviso: estão sujeitas à secção 6 abaixo; e governam todas as responsabilidades decorrentes do aviso ou em relação ao livro, incluindo responsabilidades decorrentes de contrato, por ato ilícito (incluindo negligência) e por violação do dever estatutário.

Nós não seremos responsáveis perante você em relação a quaisquer perdas decorrentes de qualquer evento ou eventos além do nosso controle razoável.

Nós não seremos responsáveis perante você em relação a quaisquer perdas comerciais, incluindo, sem limitação, perda de ou danos nos lucros, rendimentos, receitas, uso, produção, poupanças antecipadas, negócios, contratos, oportunidades comerciais e património de marca.

Nós não seremos responsáveis perante você em relação a qualquer perda ou corrupção de quaisquer dados, bases de dados ou software.

Nós não seremos responsáveis perante você em relação a quaisquer danos ou perdas consequentes, indiretas ou especiais.

Exceções

Nada neste aviso deve: limitar ou excluir a nossa responsabilidade pela morte ou danos pessoais resultantes de negligência; limitar ou excluir a nossa responsabilidade por fraude ou representação fraudulenta; limitar qualquer uma das nossas responsabilidades de uma forma que não é permitida ao abrigo da lei aplicável; ou excluir qualquer uma das nossas responsabilidades que não podem ser excluídas ao abrigo da lei aplicável.

Divisibilidade

Se uma secção deste aviso for determinada por qualquer tribunal ou outra autoridade competente como sendo ilegal e/ou inaplicável, as outras secções deste aviso continuam em vigor.

Se qualquer secção ilegal e/ou inaplicável for legal ou aplicável se uma parte for eliminada, essa parte será considerada para eliminação e a restante secção irá continuar em vigor.

Lei e jurisdição

Este aviso será regido e interpretado em concordância com as leis suíças e quaisquer disputas relacionadas com este aviso estarão sujeitas à jurisdição exclusiva dos tribunais da Suíça.

Prefácio

Há séculos, o vinho é valorizado como um agente anti-idade. Se você se pergunta o porquê disso, parte do motivo é o COP (Complexo Oligomérico de proantocianidina) que existe nas uvas. No entanto, é o extrato de semente das uvas que tem a maior quantidade de COP, e assim, a maior quantidade de antioxidantes para melhorar todo o seu corpo. O COP é encontrado em uvas de vinho tinto, de onde o extrato da semente de uva é retirado. O novo agente antioxidante vem na forma de flavonoides. Isso te ajudará a viver mais saudável e ter uma vida mais longa.

Neste artigo, passaremos por uma extensa lista de perguntas frequentes sobre o COP e extrato de semente de uva. Você vai aprender como ele pode te ajudar a viver por mais tempo e mais saudável. Os benefícios mais visíveis são vistos em sua pele. Ele pode te ajudar como um potente agente anti-idade, reduzindo as rugas.

No entanto, os benefícios mais significativos vêm de dentro. Há evidências substanciais de muitos outros benefícios para sua saúde, principalmente aqueles associados a uma melhor circulação do sangue. Essas propriedades podem ajudar com uma longa lista de condições médicas. Falaremos de todas elas, juntamente com alguns dos estudos e pesquisas realizados para confirmar os efeitos benéficos do extrato de semente de uva.

Sobretudo, a importância de melhorar a sua saúde vai te ajudar a viver melhor. Ele fornece, como resultado, uma melhor qualidade de vida agora e em uma idade mais avançada.

Como é a fruta de onde ex-traímos o COP?

Originalmente, as uvas eram encontradas na natureza na Ásia, em algum lugar perto do Mar Cáspio. A partir daí, o cultivo das vinhas foi promovido na América do Norte e na Europa. O objetivo principal dos vinhedos há anos tem sido a produção de vinho.

A planta que dá uvas é um tipo de trepadeira. Tem folhas grandes e pontudas. O galho da uva tem uma tendência às crostas. A cor varia, e diferentes variedades variam de verde e roxo a vermelho. A seleção com a maior quantidade de COP é vermelha.

Como o Extrato de Semente de Uva é produzido?

É engraçado como o extrato de semente de uvas tem todos esses benefícios e foi considerado quase um lixo durante um longo período de tempo. Na verdade, as pessoas que comem uvas sozinhas costumam jogar as sementes das uvas, sem saber que elas contêm a maior quantidade de COPs, que são os antioxidantes mais benéficos nas uvas.

A maior quantidade de extrato de semente de uvas vem da produção de vinho. É considerado um subproduto que é descartado pelos fabricantes de vinho. Os produtores de suco de uva também se livram dele.

O subproduto recuperado de fabricantes de vinho e suco de uva pode ser usado para produzir extrato de sementes de uva. Nos últimos tempos, essa está se tornando uma indústria em expansão para fornecer suplementos alimentares.

Como as Uvas foram usadas historicamente como Alimentos Medicinais e Nutritivos?

Desde a antiguidade, as uvas são frutas apreciadas para tratar doenças e nutrir o corpo humano. O primeiro registro de uvas reconhecidas por seu valor nutricional foi há cerca de 6 mil anos, no Egito. Ao mesmo tempo, os gregos atribuíam propriedades curativas às uvas. Tanto os egípcios quanto os gregos valorizavam o poder das uvas na forma de vinho. Não apenas usado como espírito, o vinho era visto como um meio medicinal das uvas para curar o corpo humano. Ao longo do tempo, o vinho também tem sido associado a uma comunicação mística com ligações religiosas.

Os curandeiros tradicionais da Europa atribuíam propriedades curativas às uvas. Eles fabricavam uma seiva a partir de uvas. Era usada para tratar os olhos e alguns problemas de pele. Quanto às folhas de videiras, essas tinham outros usos. Por exemplo, serviam como coagulantes para parar o sangramento. As hemorroidas eram uma doença comumente tratada com folhas de uvas. Elas ajudavam a reduzir a dor e a inflamação. Uma dor de garganta seria tratada com uvas jovens, enquanto as passas (que na verdade são uvas secas antigas) serviam para problemas de constipação. As uvas com a melhor forma, quando estavam mais doces, eram usadas em uma extensa lista de problemas. Aqui está uma lista dos mais comuns:

- Câncer
- Cólera
- Pele Seca
- Problemas de Visão
- Problemas Renais
- Problemas Hepáticos
- Náusea

À medida que os anos se passaram, essas propriedades das uvas foram provadas cientificamente. O bem-estar geral derivado do consumo de uva faz parte do que nos faz viver uma vida mais longa e saudável. No final, todas essas propriedades foram reconhecidas e usadas desde a antiguidade.

Na Europa, particularmente na França, o vinho tem propriedades conhecidas por prevenir doenças cardíacas. Não é tomado como uma medida preventiva, mas os hábitos neste país indicam que tem benefícios estatísticos nessa área.

Como o Vinho Tinto Pode Beneficiar Minha Saúde?

Os vinhos tintos vêm das uvas. Eles contêm uma quantidade elevada de uma substância chamada flavonoides. Os flavonoides são responsáveis pelos efeitos benéficos do vinho para prevenir doenças cardíacas, porque atuam contra o colesterol LDL. O colesterol LDL também é conhecido como colesterol ruim, e é o que obstrui as artérias e evita a circulação sanguínea adequada.

Estes benefícios foram notados em uma imagem mais ampla quando as estatísticas foram analisadas. Países como a França têm hábitos fortes em relação ao consumo de vinho tinto diariamente. Eles geralmente tomam uma taça de vinho no jantar, o que em longo prazo se mostrou benéfico para a saúde dos Franceses.

Em comparação às pessoas que vivem nos Estados Unidos, há uma taxa muito menor de doenças cardíacas. Até agora, os cientistas não concordam em que sentido o álcool ou os flavonoides são responsáveis por esses números. No entanto, existe uma ligação clara entre o vinho e a diminuição das doenças cardíacas.

O lado ruim da história são os efeitos nocivos do consumo de álcool. O vício é talvez o pior efeito colateral. Isso não significa que beber vinho tinto diariamente fará de você um viciado, e o consumo de uma única taça já se mostrou útil. No entanto, o vício é possível, e é uma combinação de condições físicas e psicológicas.

O vício do álcool impulsiona o excesso do consumo. Não há como parar, e isso leva a outros problemas muito mais graves. Apenas para mencionar alguns, pode causar:

- Acidentes de trânsito
- Dano ao fígado
- Maior risco de problemas de hipertensão
- Aumento de peso, que traz mais uma longa lista de potenciais condições médicas.

A dose segura de vinho tinto até agora não deve ser superior a 2 taças por dia. Isso equivale a 20 gramas de etanol, o álcool contido no vinho. Diz-se que as mulheres devem tomar metade dessa dose. Isto está relacionado ao peso geralmente menor das mulheres.

Qual é o principal conteúdo das sementes de uva?

O núcleo das frutas é a semente. É o elemento capaz de criar uma nova vida. Pode percorrer longas distâncias antes de germinar. É um elemento cheio de nutrientes, que tem tudo para produzir uma nova vida. Como todas as sementes, as sementes de uvas codificaram a vida das vinhas e uvas no interior. Elas são feitas de muitos compostos nutritivos que as deixam explorarem a criação de uma nova vida.

Os principais elementos encontrados em alta concentração na semente de uva são:

- Flavonoides
- Ácido Linoleico
- COPs
- Vitamina E

Estes mesmos compostos são encontrados em outras partes da uva, como a pele e o suco. No

entanto, a maior quantidade de COP está locali-
zada nas sementes da uva.

24

Qual componente das sementes de uva dá mais benefícios ao meu corpo?

Os muitos componentes das sementes de uva têm um valor nutricional substancial. Em particular, o complexo oligomérico de proantocianidina, também chamado de COP, traz a maior vantagem. É reconhecido como um dos antioxidantes mais potentes que existem. Há um grande número de condições de saúde que poderiam tirar proveito do consumo de COP, particularmente as doenças crônicas relacionadas à circulação sanguínea.

Estudos sobre o COP proveniente de extrato de semente de uva ainda estão sendo realizados. Por enquanto, há evidências conclusivas sobre o aumento significativo de antioxidantes presentes no sangue. Isso tem uma ampla gama de benefícios para o seu corpo. Em termos gerais, os antioxidantes são agentes poderosos que se livram dos radicais livres dentro do seu corpo.

Por que eu deveria me livrar dos Radicais Livres?

Os radicais livres são uma das substâncias mais prejudiciais para o seu corpo. Eles são responsáveis por danos a nível celular, matando células e destruindo código de DNA. Esse tipo de dano está relacionado ao câncer e outras doenças raras e difíceis de tratar.

Os cientistas também ligam os radicais livres a decadência natural do corpo, o que significa que o envelhecimento é uma consequência da ação dos radicais livres em seu corpo. Quando você se livra dos radicais livres, você está contribuindo para parar o envelhecimento do seu corpo. Isso também tem um impacto positivo para prevenir doenças degenerativas que acompanham a idade. A função melhorada do seu corpo em um nível celular é algo que irá beneficiar seu bem-estar geral e, embora você não consiga ver suas células, você notará as melhorias.

É possível obter os mesmos componentes e propriedades provenientes de das Sementes de Uva com outros alimentos?

Alguns dos elementos presentes nas sementes de uva são encontrados em outros alimentos, como a Vitamina E. No entanto, o antioxidante mais poderoso encontrado nas sementes de uva (complexo oligomérico de proantocianidina ou COP) não foi encontrado naturalmente em qualquer outro alimento até agora.

Como o Extrato de Semente de Uva é absorvido pelo meu corpo?

Muitos benefícios provêm do COP e, em teoria, todos os nutrientes do extrato de semente de uva devem representar uma vantagem para a sua saúde. No entanto, se seu corpo não absorve os nutrientes, o extrato de semente de uva se torna inútil. Felizmente, a taxa de absorção é alta e, consequentemente, os benefícios são excepcionais.

Houve um estudo realizado para determinar a quantidade do extrato de semente de uva que seu corpo absorve. Após a ingestão, o GSE se mostrou digerido e chegou ao sistema circulatório.

A pesquisa utilizou doses de 2g de extrato de semente de uva com 89% de Procianidina e GSE a 0,9%. A dose foi ingerida por homens saudáveis no início da manhã antes de comer qualquer outra coisa. Após 2 horas, o nível de GSE na corrente sanguínea era de 0,0106mol por litro. A taxa de níveis de circulação pode ser comparada com a taxa de absorção do chá verde.

O Extrato de Semente de uva e o COP podem me ajudar a perder peso?

A resposta direta é não. O peso corporal não é um dos muitos benefícios de tomar extrato de semente de uva. Não houve pesquisas em seres humanos. No entanto, uma investigação séria foi feita em laboratórios usando animais.

O primeiro estudo foi uma pesquisa durante três meses envolvendo hamsters. Eles tomaram uma dose equivalente a 450 mg para humanos. Os resultados mostraram:

- Nenhuma mudança no consumo de alimentos.
- Redução de triglicerídeos circulando na corrente sanguínea.
- Redução da função hepática.
- Nenhuma mudança na absorção de lipídios.

Um segundo estudo com ratos que imitavam a síndrome metabólica foi feito para determinar os efeitos do extrato de semente de uva na dimi-nuição do peso. Após um mês, os resultados não mostraram alteração no índice de massa corporal.

Em conclusão, não há evidências de que o extrato de semente de uva possa ajudar a controlar o peso corporal. Se você encontrar tais afirmações, elas não devem ser verdadeiras, e você deve ser cuidadoso com essas informações.

Como as Propriedades da Semente beneficiam as pessoas?

Acima de tudo, os problemas cardiovasculares são melhorados com o consumo de extrato de semente de uva. O extrato melhora a circulação e diminui os níveis de colesterol. O inchaço também é melhorado à medida que o sangue circula melhor, aliviando lesões. Existe uma extensa lista de doenças que se beneficiam das uvas.

O extrato de semente de uva é uma das melhores partes das uvas, porque possui uma grande quantidade de antioxidantes. As boas propriedades dos antioxidantes os fazem trabalhar no departamento de prevenção a nível celular. Uma das substâncias mais nutritivas nas uvas é COP.

Quais Condições Médicas podem se beneficiar do Extrato de Semente de Uva?

Os antioxidantes desempenham um papel importante na melhoria da saúde em geral e do bem-estar. Até agora, o extrato de semente de uva foi testado para tratar problemas de saúde específicos. Existem estudos que comprovam que o extrato de semente de uva pode ajudar no tratamento de:

- Fortalecer os ossos
- Câncer
- Problemas de colesterol
- Insuficiência Venosa Crônica
- Deterioração cognitiva, o que pode melhorar o mal de Alzheimer e condições similares
- Edema
- Alta Pressão Sanguínea
- Infecções de bactérias nocivas
- Saúde Oral
- Envelhecimento da pele

Esta lista mostra apenas as doenças que foram testadas até agora. No entanto, o extrato vê semente de uva pode servir de ajuda para uma vasta gama de condições médicas relacionadas ao dano causado pelos radicais livres. A maioria delas são doenças degenerativas como diabetes, doenças cardíacas e câncer. No entanto, há algumas evidências de seu uso para tratar outras condições médicas como:

- Mal de Alzheimer. A natureza degenerativa do Alzheimer pode se beneficiar do controle dos radicais livres que o extrato de semente de uva fornece.
- Propriedades antienvelhecimento. Ele protege a elastina e colágeno em sua pele, que são as características mais visíveis que vêm da idade. No entanto, as propriedades antienvelhecimento podem ir além da pele, porque o bem-estar geral decorrente da prevenção e melhoria de outras doenças pode ser refletido em uma aparência mais jovem.
- Diabetes. Ele pode melhorar o controle dos níveis de açúcar no sangue, que causam diabetes.
- Tratamento de hemorroidas. As hemorroidas estão relacionadas à circulação sanguínea e

problemas com veias entupidas na zona de hemorroidas. Ao melhorar a condição das veias, as hemorroidas também apresentam melhorias significativas.

- Maior flexibilidade nos tecidos do corpo, como articulações e artérias. A flexibilidade melhorada é um dos benefícios mais significativos que contribuem para a prevenção de doenças cardíacas.
- Melhor visão noturna. A saúde dos olhos em geral é reforçada, o que melhora a visão noturna em particular.
- • Proteção para combater o ranço oxidativo e outros agentes patogênicos bacterianos.

A pesquisa realizada até agora sobre todas essas doenças não foi extensa, e as evidências ainda são fracas. No entanto, o consumo de extrato de semente de uva não produzirá nenhum dano, e isso poderá gerar alguns benefícios para essas condições de saúde.

Como o Extrato de Semente de Uva pode beneficiar minha força óssea?

Estudos em animais mostraram que o consumo de extrato de semente de uva beneficia a formação dos ossos. As pesquisas na formação de ossos humanos ainda precisam ser realizadas. No entanto, a composição similar dos ossos em animais e humanos nos leva à conclusão de que ele pode ajudar a fortalecer seus ossos.

Como o Extrato de Semente de Uva beneficia o câncer?

Os estudos para determinar como o extrato de semente de uva pode ajudar contra o câncer foram realizados até hoje em laboratórios. Células cancerígenas foram testadas contra os efeitos do extrato de semente de uva. Por enquanto, os resultados positivos foram obtidos nos seguintes tipos de células:

- Células cancerígenas da mama
- Células cancerígenas do estômago
- Células cancerígenas do intestino
- Células cancerígenas da próstata
- Células cancerígenas dos pulmões

Os resultados do laboratório são conduzidos em amostras separadas de células cancerígenas. Quando você quer transferir esses benefícios a uma pessoa viva, não é tão simples. As interações dentro do seu corpo são muito mais complexas do que aquelas em ambientes controlados, como tubos de teste no laboratório. Os resultados positivos iniciais do extrato de semente de uva estão motivando novos estudos para descobrir a abordagem ideal no uso de extrato de semente de uva para tratar e curar o câncer.

Enquanto isso, é um fato que os antioxidantes encontrados no extrato de semente de uva, principalmente COP, são benéficos para sua saúde. Há um risco menor de desenvolvimento do câncer.

Quando há um câncer presente, o extrato de semente de uva também pode ser útil. Em particular, as células do câncer são protegidas por tratamentos quimioterápicos. Nem todos os tratamentos são iguais e cada corpo pode reagir de maneira diferente. Se você quer experimentar o extrato de semente de uva para aliviar os problemas de tratamento do câncer, fale com seu médico para receber conselhos sobre combinar sua medicação atual com o extrato de semente de uva. Se ele considerar isso seguro, então não se preocupe com o uso do extrato de semente de uva juntamente ao seu tratamento de quimioterapia.

Como o Extrato de Semente de Uva pode beneficiar os problemas de Colesterol?

É cedo para dizer como o extrato de semente de uva diminui o colesterol. Os resultados iniciais de algumas pesquisas apontam em uma direção muito positiva, mas para ter certeza, mais testes precisam ser conduzidos. Por enquanto, os resultados são positivos, mas não o suficiente para determinar a dose certa e os resultados esperados excetos.

A primeira pesquisa for feita em um grupo de homens com mais de 50 anos. Todos eram saudáveis, mas tinham sérios problemas de tabagismo. O grupo foi dividido em dois, e o primeiro deles tomou 75 mg de extrato de semente de uva contendo Procianidina e fosfatidilcolina (COP) 2 vezes ao dia. O segundo grupo era de controle, e tomou apenas placebo. Entre os dois grupos, o que estava tomando o verdadeiro extrato de semente de uva demonstrou uma queda no colesterol no sangue.

A pesquisa consistia em pegar três grupos de pessoas com altos níveis de colesterol. Cada grupo recebeu substâncias diferentes, como mostrado a seguir:

- Grupo 1: Apenas extrato de semente de uva.
- Grupo 2: Uma combinação de crômio e semente de extrato de uva.
- Grupo 3: Apenas placebo.

A pesquisa foi conduzida durante um período de 2 meses. Os resultados mostraram que o grupo 2 teve os melhores resultados, enquanto o grupo 1 ficou em segundo lugar. A partir deste estudo, podemos concluir que o extrato de semente de uva tem um papel na diminuição do colesterol, mas que o crômio mais o extrato de semente de uva é muito mais eficiente. Mais pesquisas precisam ser conduzidas para determinar qual e como exatamente o extrato de semente de uva deve ser utilizado.

Como o Extrato de Semente de Uva pode beneficiar Insuficiência Venosa Crônica?

Há uma doença chamada de insuficiência venosa crônica, que pode se beneficiar do extrato de semente de uva. Ela se manifesta em poças de sangue nas extremidades superiores e principalmente nas inferiores. Isso pode causar dores severas e até inchaço. Você pode claramente ver o problema, pois as veias se tornam visiveis. Como consequência geral, a insuficiência venosa crônica te deixa fatigado rapidamente.

Esta longa lista de sintomas pode melhorar com o consumo regular do extrato de semente de uva. Estudos mostraram que o COP trabalha para melhorar a circulação, reduzindo assim o desconforto e os sintomas.

Como o Extrato de Semente de Uva pode diminuir a Deterioração Cognitiva?

Nos estudos em animais, o extrato de semente de uva mostrou uma redução da disfunção do hipocampo. Em um nível cerebral, ele pode reduzir o estresse oxidativo e preservar as funções mitocondriais.

Este tipo de efeito é difícil de testar em humanos, mas os resultados preliminares em animais são promissores. Uma das condições degenerativas que podem ser tratadas com extrato de semente de uva, quando a pesquisa nos mostrar uma dose e combinação eficaz, é o Mal de Alzheimer.

Como o Extrato de Semente de Uva pode beneficiar o Edema?

Edema é como chamamos o inchaço que vem de um ferimento ou após uma cirurgia (lembre-se que as cirurgias, em termos gerais, causam ferimentos). Os desconfortos que surgem do edema são reduzidos significativamente ao tomar o extrato de semente de uva.

Estudos conduzidos em mulheres confirmaram essas afirmações. Os testes utilizaram dois grupos de mulheres que haviam passado por cirurgias de câncer de mama. Entre os dois grupos, um deles recebeu 600 mg de extrato de semente de uva uma vez ao dia, durante seis meses após a cirurgia. O segundo grupo achava estar tomando extrato de semente de uva, mas recebeu apenas placebo. A ideia era descobrir se havia um benefício real do extrato de semente de uva, ou se era apenas uma reação psicológica de melhora.

Após o teste, concluiu-se que o extrato de semente de uva realmente tem um efeito positivo.

Os pesquisadores registraram menos edema e também menos dores relatadas pelo grupo que tomou o extrato em relação ao grupo que tomou placebo.

Um estudo parecido foi conduzido com pessoas que passaram por ferimentos esportivos. Depois de seis meses tomando o extrato, a conclusão foi a mesma. Os atletas que tomaram o verdadeiro extrato relataram menos inchaço do que o grupo de atletas que tomou placebo.

Como o Extrato de Semente de Uva pode beneficiar os proble- mas de Pressão Alta?

Em pesquisas conduzidas em animais, o extrato de semente de uva se provou eficaz na redução significativa da pressão sanguínea. Os resultados mostraram que os danos aos vasos sanguíneos podem ser "reparados", por assim dizer, com o consumo do extrato de semente de uva.

A melhor condição dos vasos sanguíneos melhora a circulação do sangue, aliviando os problemas de hipertensão e a pressão alta do sangue.

Como o Extrato de Semente de Uva pode beneficiar as Infecções de Bactérias Nocivas?

Melhorando as funções corporais, o extrato de semente de uva também é útil para lutar contra infecções de bactérias nocivas, como a Staphylococcus aureus. Estudos em animais foram conduzidos para apoiar essas afirmações, e testes humanos precisam ser realizados para confirmar a efetividade do extrato de semente de uva ao combater infecções de bactérias nocivas.

Como o Extrato de Semente de Uva pode melhorar minha Saúde Oral?

O extrato de semente de uva ajuda a prevenir a desmineralização. Ele melhora as funções de remineralização de fissuras, como já se observou em pesquisas laboratoriais.

A deterioração dental vem da desmineralização. Ao encontrar uma maneira eficaz de parar e reverter esse processo, podemos encontrar tratamentos efetivos para melhorar significativamente a saúde oral. Esses problemas como a deterioração prematura dos dentes, poderiam ser prevenidos.

Como o Extrato de Semente de Uva pode beneficiar o envelhecimento da pele?

A pele é o maior órgão do corpo humano. Porque é um órgão externo, as pessoas a veem, e a juventude é refletida nela. O COP que vem do extrato de semente de uva tem muitos benefícios para sua pele, que te trarão um benefício também estético.

Houve um estudo conduzido em mulheres pós-menopausa, em que se observou quais eram os componentes beneficiais para a pele. Os resultados mostraram que os seguintes componentes beneficiam a pele:

- Polissacarídeos de peixe
- COP
- Isoflavonas da Soja
- Extrato de tomate
- Vitamina C
- Vitamina E

Como você pode ver, o extrato de semente de uva tem duas dessas substâncias. O COP e a vitamina E, tornando-se assim, um aliado muito útil contra o envelhecimento da pele. O envelhecimento da pele não é, na verdade, uma doença ou condição médica. No entanto, é um efeito indesejável para a maioria das mulheres que sempre procuram uma maneira de preveni-lo e eliminá-lo.

Os benefícios dessas substâncias se mostraram principalmente na redução de rugas. As rugas que são formadas ao redor dos olhos e no rosto, foram reduzidas de maneira geral. Além disso, as rugas nas mãos mostraram uma melhora. Os resultados vieram da densidade mais alta da pele. Essa conclusão foi obtida após um teste ultrassom, no qual a comparação se tornou conclusiva.

Outro estudo mostrou que a descoloração escura na pele, especialmente no rosto, foi reduzida pelo uso de extrato de semente de uva. O grau de pigmentação aumentou gradualmente durante os primeiros 6 meses. No entanto, após 6 meses, novas melhoras não foram observadas.

Qual é a dose mais alta de Extrato de Semente de Uva?

Por enquanto, os estudos foram feitos com doses entre 100 e 300 mg por dia. Nenhum dos resultados apresentou reações adversas com essas doses. Para doses mais altas, ainda não há informação suficiente para determinar o limite do consumo de extrato de semente de uva.

Nós recomendamos que você fique com a dose recomendada entre 100 e 300 mg por dia. Principalmente na Europa, esta quantidade é que tem sido prescrita como suplemento alimentar. Tomar mais do que isso não foi provado perigoso, mas é desnecessário, já que esta dose já se mostrou suficiente para dar todos os benefícios ao corpo.

No entanto, há exceções na dose de 100 a 300 mg. As exceções incluem alergias e reações, quando medicamentos são tomados ao mesmo tempo. Os efeitos positivos do extrato de semente de uva e do COP são diminuídos, e até alguns efeitos colaterais e outras reações negativas podem ocorrer.

Quais são os efeitos colaterais potenciais ao tomar Extrato de Semente de Uva?

Os efeitos colaterais são leves, e podem indicar uma reação adversa ao extrato de semente de uva ou até alergias. As reações negativas potenciais incluem:

- Tontura, que nos piores casos, causa náusea.
- Enxaquecas.
- Leves dores de cabeça.
- Couro cabeludo arranhado.
- Irritação estomacal que pode levar à diarreia.
- Dor de garganta e tosse.

Se você está tomando extrato de semente de uva e experimentou alguma dessas reações, pare de tomar imediatamente. Os efeitos colaterais podem desaparecer em um dia. Se não desaparecem, não foi o extrato de semente de uva que os causou, e você pode ter algum outro problema.

Quando apresentar alguma reação adversa ao extrato de semente de uva, é recomendado visitar seu médico ou alergista. Você provavelmente está tendo uma reação alérgica a algum dos componentes das uvas.

Por que devo tomar cuidado com alergias ao Extrato da Semente de Uva?

Se você está tendo uma reação alérgica ao extrato de semente de uva, deve saber que é importante identificar qual, para te prevenir de tê-la novamente no futuro.

A reação alérgica provavelmente tem efeitos colaterais leves, no início, mas se continuar colocando em seu corpo as substâncias prejudiciais que causaram a reação, ela pode piorar. Os casos mais severos podem levar à morte, se não forem detectados e tratados a tempo. Isso é raro, mas caso você não tenha acesso imediato à atenção médica de emergência, pode haver consequências infelizes.

Se sou alérgico a uvas, é seguro tomar o Extrato de Semente de Uva?

Não. Se você já se identifica como alérgico a uvas, então o extrato de semente de uva não é para você. As sementes de uvas são o núcleo vivo das uvas, e contém algumas das mesmas substâncias que a fruta. Isso significa que tomar extrato de semente de uva é como tomar uvas, e isso pode ser extremamente prejudicial para você.

Sob quais condições médicas eu deveria ser cuidadoso ao consumir o Extrato de Semente de Uva?

Se você tem distúrbios relacionados ao sangue, como sangramentos ou pressão alta, você deve tomar o extrato de semente de uva com cuidado. É melhor perguntar ao seu médico antes de começar a fazer uso do extrato de semente de uva.

Ao torná-lo ciente disso, você pode confirmar se seu problema em particular pode se beneficiar com os componentes do extrato de semente de uva. Você também o informará sobre as substâncias que está tomando, caso haja algum problema, ou pior ainda, uma emergência.

O seu médico conhece toda a sua história clínica. Ele também pode aconselhá-lo sobre tomar extrato de semente de uva muito perto de um determinado tratamento para sua condição médica.

Algumas interações com certos medicamentos podem ser prejudiciais.

56

Qual combinação de substâncias e Extrato de Semente de Uva não é recomendável?

Falando de maneira geral, qualquer material com um alto conteúdo de alguma coisa, mesmo que seja um nutriente forte, se combinado com outra substância, pode causar uma reação adversa.

Ervas e chás têm um baixo risco de causar resultados negativos quando combinados com extrato de semente de uva. Cuidado com substâncias mais fortes, como drogas e medicamentos.

Qual combinação de Medicamentos e Extrato de Semente de Uva não é recomendável?

Em geral, se você está tomando algum medicamento para tratar uma condição médica, você deve evitar qualquer tipo de superalimento ou uma substância nutritiva, como o extrato de semente de uva. O rico conteúdo de nutrientes é bom para seu corpo em condições normais, mas também é um problema potencial ao interagir com outros produtos químicos, como medicamentos.

Verificou-se que os seguintes medicamentos podem representar um risco para a sua saúde quando são tomados com extrato de semente de uva. Evite usar extrato de semente de uva combinado com:

- Qualquer substância que seja diluente de sangue
- Tratamento de câncer

- Certos medicamentos para doença cardíaca crônica
- Analgésicos com base em anti-inflamatórios não esteroides, como Aleve, Advil e Aspirinas
- Fenacetina.

Esta não é uma lista abrangente, mas um aviso sobre os medicamentos mais comuns e óbvios que não devem ser misturados com extrato de semente de uva. O melhor conselho é perguntar ao seu médico se você deve ou não tomar o extrato de semente de uva com certos medicamentos, particularmente aqueles feitos regularmente para doenças crônicas.

Quanto aos diluentes de sangue (também chamados de anticoagulantes), o perigo vem do extrato de semente de uva sendo também diluentes de sangue. Ultrapassar a dose inesperadamente pode levar a sangramento. Quando é interno, pode se tornar um problema sério que pode te colocar no hospital.

Na maioria das vezes, o risco não vem de uma reação adversa à combinação, mas da neutralização dos benefícios. Se você está tratando uma condição médica específica e neutralizando a cura, isso pode levar a um problema sério.

Por exemplo, quando você toma suco de uva enquanto toma Fenacetina, a eficácia do medicamento é praticamente eliminada. O suco de uva produzirá uma rápida decomposição da fenacetina, causando uma rápida eliminação e impedindo que ela atue em seu corpo.

É seguro dar Extrato de Semente de Uva para Crianças ou Mulheres Grávidas?

Ainda não há evidências suficientes para determinar se é seguro dar extrato de semente de uva para crianças ou mulheres grávidas. A melhor abordagem é evitar qualquer substância não prescrita quando se trata de:

- Crianças abaixo de 12 anos
- Mulheres Grávidas
- Mulheres durante a lactação

Esses estágios da vida são os mais vulneráveis. As crianças são mais sensíveis a novas substâncias. Uma grande quantidade de nutrientes pode gerar uma reação adversa. Quanto às mulheres durante a gravidez e amamentação, isso não representa um risco para a mãe, mas para o bebê. Nessas etapas, os bebês estão tirando tudo de suas mães. Bombardeá-los com uma quantidade elevada de certos nutrientes pode diminuir alguns outros, criando desequilíbrio e, portanto, uma reação adversa e possíveis doenças à medida que o bebê cresce.

Como posso conseguir os benefícios do COP contido no Extrato de Sementes de Uva para crianças?

Não é aconselhável dar extrato de semente de uva para crianças. No entanto, se puder dar uvas em vez disso, elas também terão os benefícios do COP. Elas não têm a alta concentração do extrato de semente de uva, mas têm o COP. Afinal, o extrato de semente de uva é proveniente de uvas, e assim seus filhos podem receber o extrato de semente de uva em doses mais baixas, o que não representa nenhum risco para eles.

Como posso encontrar Extrato de Sementes de Uva?

Existe uma gama completa de suplementos alimentares contendo extrato de sementes de uva. Ele é fabricado em praticamente qualquer forma que você possa pensar. Os mais comuns são:

- Comprimidos
- Cápsulas
- Extratos Líquidos

Quando procurar por produtos de extrato de semente de uva, você deve estar ciente da quantidade de COP presente neles. Recomenda-se que não fique abaixo de 80%, sendo ideal a 95%.